AF468342

ÉTUDE COMPARÉE

DES

EAUX MINÉRALES DE LA FRANCE

ET DE CELLES DE L'ALLEMAGNE

AU POINT DE VUE DES SOURCES ÉTRANGÈRES QU'IL PEUT S'AGIR DE REMPLACER PAR DES SOURCES FRANÇAISES.

(Lu au Congrès médical de Lyon, septembre 1872.)

(Par J.-E. Pétrequin.)

Il est digne de remarque, et en même temps fort regrettable, que trois branches considérables des connaissances médicales, d'une importance majeure pour la thérapeutique, soient restées jusqu'ici en dehors des cadres de l'enseignement universitaire, je veux parler de l'étude de l'hydrothérapie, des bains de mer et des eaux minérales; c'est de ces dernières que nous allons nous occuper. Jamais étude ne fut plus opportune et n'aura été plus utile, puisqu'elle a pour but d'affranchir notre patrie d'un tribut que la mode et la routine lui faisaient indûment payer à l'étranger. Le même sentiment de patriotisme qui m'a inspiré ce travail viendra aussi vous soutenir pendant cette lecture. Nous voulons tous que la France apprenne à se suffire ; c'est donc pour nous un devoir de lui faire connaître le bilan de ses richesses ; le succès sera assuré si nos confrères veulent bien s'entendre pour enseigner au public, suivant les cas, de quelles immenses ressources peut disposer l'hydrologie française. — Un Congrès médical, comme celui de Lyon, doit comprendre l'ensemble des connaissances médicales : il aura le mérite, en ne négligeant aucune branche de l'art, de contribuer à répandre des notions d'une utilité de premir ordre, dont la vulgarisation n'importe pas moins à la science en général qu'au propre patriotisme des médecins français.

Aujourd'hui que pour bien des motifs les stations allemandes sont devenues inaccessibles pour nos compatriotes malades, il y a urgence de rechercher si nous pouvons avoir des sources rivales ou succédanées. Il est presque superflu d'ajouter qu'il ne saurait se mêler à cet examen aucune pensée de dénigrement ; c'est une œuvre de science et de pratique ; je ne veux pas que l'ombre d'une passion politique puisse y avoir accès. A mon sens, ce n'est pas un problème de pathologie que nous avons à résoudre, comme l'ont cru quelques auteurs qui se sont plu à discuter sur les états morbides qui sont du ressort de la médecine des eaux ; selon moi, c'est un problème d'hydrologie, que je formule en ces termes : « Une source allemande étant « donnée, peut-on la remplacer par une ou plusieurs sources « françaises ? Comment, et dans quels cas ? » Tout est là, si je ne me trompe. Il ne s'agit nullement de dresser un catalogue général de toutes les eaux minérales soit allemandes, soit françaises ; cela serait aussi fastidieux que stérile. Ce qui importe, c'est de passer en revue les stations les plus fréquentées ; les autres sont hors de cause. Je choisirai donc dans chaque classe les types principaux de l'Allemagne, et je ferai connaître à mesure les sources de la France qui peuvent leur correspondre.

§ I.

Première classe : *Eaux minérales alcalines.*

1° Dans l'*ordre des alcalines sodiques*, nous trouvons, en première ligne, parmi les sources *thermales*, celles d'*Ems* (Nassau). Je vais, pour mieux nous en rendre compte, diviser en trois paragraphes leurs cas d'application :

1° On emploie ces eaux avec succès dans les dyspepsies, les flux diarrhéiques, les engorgements du foie et de la rate, les hémorrhoïdes, le catarrhe vésical, la gravelle rouge, les maladies chroniques de l'utérus, etc. ;

2° On les recommande dans le catarrhe chronique, la laryngite subaiguë, l'enrouement, l'asthme, certaines phthisies au début, etc. ;

3° On les reccommande aussi dans les névroses, le nervosisme, l'hystérie, les palpitations nerveuses, les spasmes, la chorée, certains tics nerveux, etc. (Voir notre *Traité des Eaux minérales*, p. 143, 474, etc.)

Je vais montrer que l'hydrologie française a amplement de quoi satisfaire à toutes ces indications. — Il suffit de faire remarquer que les sources de Vichy sont reconnues efficaces contre les états morbides du premier paragraphe, et que les eaux du Mont-Dore jouissent d'une efficacité incontestée contre ceux du deuxième. Pour ce qui est du troisième, nous avons en France une source tout à fait semblable à celle d'Ems, c'est Royat (Puy-de-Dôme); et, par suite de cette similitude de composition, non-seulement Royat convient contre les états morbides du troisième paragraphe, mais encore il réussit contre ceux du premier et du deuxième. Ce n'est pas tout : à côté de Royat, on peut citer Vic-le-Comte, Châteauneuf et surtout Saint-Nectaire.

Téplitz (Téplitz-Schonau (Bohême) va nous offrir un autre type à étudier. On conseille ces eaux dans le rhumatisme, la goutte atonique, les névralgies, la sciatique, les paralysies, les désordres de la menstruation, l'atonie du tube digestif (estomac et intestin) et du système lymphatique, etc.

Or, il est bon de remarquer qu'Osann et les hydrologues allemands ont eux-mêmes comparé Téplitz *à Plombières* et à *Néris*, qui ont, en effet, des propriétés analogues, comme nous l'avons nous-même démontré ailleurs en détail (voir notre *Traité des Eaux*, p. 50 et 66). Ces deux stations françaises ne sont pas les seules qui rivalisent avec Téplitz : il est juste de citer encore *Saint-Laurent* (Ardèche) et *Chaudes-Aigues* (Cantal), qui remplissent les mêmes indications.

Passons à *Schlangenbad* (Nassau), qui a un grand renom parmi les eaux alcalines faibles. On vante ces sources comme un type d'eau sédative, elles tempèrent la suractivité du système nerveux et de l'appareil circulatoire. On les recommande dans les névroses, l'hystérie, les douleurs de la menstruation, les dermatoses avec irritabilité de la peau, etc. (Voir notre *Traité*, p. 54).

Je dois rappeler que Plombières et Néris sont des eaux sédatives du même ordre ; et je puis ajouter ici que bien d'autres sources françaises peuvent entrer en concurrence avec Schlangenbad : ainsi *Lamalou* (Hérault), Evaux (*Creuse*) et *Avesnes* (Hérault), ont à peu près les mêmes vertus que la station allemande. Il ne faut pas oublier *Neyrac* (Ardèche), qui forme un type intéressant, trop peu utilisé ; il peut rendre les plus grands services dans le même genre.

Voilà pour les sources alcalines sodiques *thermales* ; voici maintenant pour les *non thermales*. Les plus célèbres de ce groupe sont celles de Bilin (Bohême) qu'on a au-delà du Rhin surnommé le *Vichy froid de l'Allemagne*.

Ici encore la France n'a rien à envier à l'hydrologie allemande : elle a son *Vichy froid*, et mieux que Bilin, dans les sources de *Vals* (Ardèche), dont la minéralisation différente offre le précieux avantage de graduer à volonté la médication hydro-minérale : car, depuis 1gr 50 de principes fixes par litre, on y trouve tous les degrés jusqu'à 7, 8 et 9 grammes.

Parmi les sources froides de second ordre, nous rencontrons *Saltzbrunn* (Prusse), qu'on préconise dans les affections dyspeptiques liées à la pléthore abdominale, dans l'état catarrhal des voies respiratoires, et certains cas de phthisie initiale avec prédominance névropathique, etc.

Je ferai observer que Saltzbrunn sera parfaitement remplacé

par les sources de Saint-Alban, plus alcalines (Saint-Alban 1gr 53 alcalins, sur total 2gr 60; Salzbrunn 0gr 97 de carbonate sodique, sur total 0gr 87) et aussi gazeuses; — et si l'on avait besoin de sources plus fortes, on aurait le choix entre *Andabre*, près Camarès (Aveyron), *Bard* ou Boudes (Puy-de-Dôme), *Vic-sur-Cère*, (Cantal), etc.

2° Passons à *l'ordre des eaux alcalines calciques*. Nous n'avons guère à mentionner ici que LIPPSPRINGE (Prusse, Westphalie) et surtout GRIESBACH (duché de Bade), qu'on recommande dans les troubles digestifs et, en raison de leur gaz acide carbonique, dans les affections catarrhales. — Nous ferons remarquer que l'eau et le gaz des puits artésiens à *Celles* (Ardèche) remplissent les mêmes indications, comme aussi *Saint-Alban* (Loire); quant à ce qui est des désordres digestifs, les sources françaises de cet ordre jouissent d'une réputation universelle : il suffit de nommer Châteldon, Condillac, Renaison, Ussat, Foncaude, etc.

Enfin, je ne vois pas ce que l'Allemagne pourrait nous opposer dans l'ordre des eaux alcalines *calciques-magnésiennes*, où la France possède : Pougues, Contrexéville, Saint-Galmier, Vittel, Martigny, Grandrif, etc.

§ II.

DEUXIÈME CLASSE : *Eaux minérales salines.*

Premier ordre : Eaux salines chlorhydratées.

A. — Dans le groupe des eaux salines chlorhydratées *sodiques*, nous avons à enregistrer quatre stations allemandes de premier ordre; WIESBADEN (Nassau), HOMBOURG (Hesse), SODEN (Nassau) et KREUTZNACH (Prusse rhénane). Comment pouvons-nous les remplacer ? Peut-être plus d'un confrère aurait-il quelque embarras à répondre, même après les savants articles que la presse française a publiés sur ce sujet : cela tient sans doute à ce que nous concluons sans détails suffisants que telle eau française remplacera telle eau allemande. Les écrivains ont supposé déjà connus les deux termes de la comparaison, tandis qu'il s'agit, au contraire, d'instruire le lecteur de particularités qu'il ignore d'habitude. J'ai suivi une marche différente en m'appliquant à l'initier aux éléments même de mon travail, où je procède, non par affirmation, mais par démonstration ; de telle sorte que c'est ensemble et de concert que nous arrivons à la conclusion. — On conseille les eaux de *Wiesbaden* dans le rhumatisme chronique, la goutte atonique, certaines paralysies, les entorses anciennes, les ankyloses incomplètes, les plaies d'armes à feu lentes à guérir, enfin dans les scrofules, les obstructions abdominales, etc. Or, je ferai observer que ce sont précisément les cas où l'on recommande les sources de *Bourbonne* (Haute-Marne), qui, d'ailleurs, ont une composition chimique analogue à celles de Wiesbaden, et que Edwin Lee et C. James ont aussi, de leur côté, comparées à la station allemande.

Les maladies qu'on traite avec le plus de succès à *Hombourg* sont, d'après mon regrettable ami Stœber, les troubles digestifs caractérisés par des borborygmes, des flatuosités, une tension abdominale, la constipation ou la diarrhée, l'hypochondrie, etc. Il est digne de remarque que les eaux de *Salins* près Moutiers (Haute-Savoie) se prescrivent pour des états morbides du même genre, ou que, si on les applique dans des cas plus nombreux et plus variés, on y retrouve du moins tous ceux qui précèdent.

Quant à *Soden*, ses eaux, qui sont purgatives, sont conseillées dans les embarras de la veine-porte, les obstructions abdominales, et exercent un effet révulsif dans les congestions de la tête et de la poitrine ; elles sont encore indiquées dans les scrofules, la chlorose, les maladies utérines, etc. Je puis dire que *Balaruc* (Hérault) paraît rivaliser avec Wiesbaden et l'emporter sur Soden : on préconise ses eaux dans les mêmes indications que les deux stations allemandes.

Enfin, pour *Kreutznach,* sa principale spécialisation s'adresse aux scrofules, au lymphatisme, et aux complications que ces deux dyscrasies exercent dans les dermatoses, les rhumatismes, les affections utérines, la chlorose, etc. Or, M. Guyénot a récemment démontré que les eaux de *Salins* près de Poligny (Jura) ont les mêmes propriétés curatives et peuvent même être préférées à la station allemande, au sujet de laquelle je puis signaler une autre source rivale dans *Salies,* près de Saint-Gaudens (Haute-Garonne) : on reconnaît une grande analogie de composition dans l'analyse donnée par M. Filhol, qui insiste sur l'heureux parti qu'on pourra en tirer.

Ici viennent se placer, sur un second plan, deux stations allemandes du même ordre, mais d'une moindre puissance, *Kissengen* (Bavière) et *Baden-Baden* (duché de Bade). Connaissant leurs indications d'après ce qui précède, il me suffira de dire que *Lamotte-les-Bains* (Isère) peut parfaitement rivaliser avec Kissingen, et *Bourbon-l'Archambault* (Allier), avec Baden-Baden. On pourrait très-bien aussi remplacer cette dernière station allemande par *Baden,* Suisse (canton d'Argovie), qui a des vertus semblables. Ajoutons qu'on retrouve *en diminutif* une représentation des sources allemandes qui précédent dans celles de *Bourbon-Lancy* (Saône-et-Loire) et *Luxeuil* (Haute-Saône), ressource précieuse quand il s'agit de produire à peu près les mêmes effets en les atténuant, chez des sujets impressionnables.

Je terminerai ce chapitre par *Aix-la-Chapelle* (Prusse rhénane), dont les eaux salines et sulfureuses sont préconisées dans les scrofules, les maladies de la peau, les vieux ulcères, les caries, les rhumatismes, les engorgements du foie et de la rate, la saturation mercurielle, l'hypochondrie, la dysménorrhée, etc. — Je puis signaler une source rivale dans *Uriage* (Isère), dont les eaux salines et sulfureuses, sont plus minéralisées et plus puissantes, et s'emploient dans les mêmes cas. Je puis, en outre, mentionner *Saint-Gervais* (Savoie), dont les eaux, également salines et sulfureuses, sont moins minéralisées que celles d'Uriage, mais tout autant que celles d'Aix-la-Chapelle, et se recommandent contre les mêmes maladies.

B. — Dans le groupe des *sources chlorhydratées sodiques-calciques*, je n'ai à m'occuper que de NAUHEIM (Hesse-Cassel), dont la *Frederichwilhem* renferme jusqu'à 40gr 36 de principes fixes, parmi lesquels il y a 35gr 10 de chlorure sodique et 2gr 75 de chlorure calcique. Ces eaux sont très-actives, et s'emploient à peu près contre les mêmes états morbides que Kreutznach, Aix-la-Chapelle, etc. *Sotteville-lès-Rouen* (Seine-Inférieure), peut remplacer la moins forte des cinq sources de Nauheim; *Hammam-Melouane* (Algérie), les trois suivantes; et *Salies-de-Béarn* l'emporte sur la cinquième, étant six fois plus minéralisée qu'elle. Salies-de-Béarn est l'eau saline naturelle la plus richement minéralisée que je connaisse : car, d'après M. Garrigou, le total des principes fixes s'élève au chiffre inouï de 257gr 988, sur lesquels il y a 229gr 25 de chlorure sodique, 6gr 49 de chlorure calcique, 6gr 79 de chlorure magnésique, 9gr 09 de sulfate de soude, etc. Aucune eau minérale n'est comparable, que je sache, à cette source française.

Dans le *deuxième ordre, eaux salines sulfatées*, on trouve les sources sulfatées *sodiques-magnésiennes* de *Seidschutz*, *Seidlitz* et *Püllna* (Bohême) qui sont essentiellement purgatives. Il suffira d'énoncer qu'on peut remplacer les deux premières par *Vacqueiras-Montmirail* (Vaucluse), et la troisième par *Bismensdoff* (Argovie).

Troisième ordre : Eaux salines mixtes

Dans l'ordre des eaux *salines mixtes,* nous avons à examiner trois stations allemandes fort remarquables, *Marienbad, Egra* et *Karlsbad* (Bohême), que l'on considère jusqu'ici comme un groupe à part et hors de toute comparaison. Leurs propriétés se ressemblent beaucoup ; prenons donc la plus célèbre, Karlsbad, et voyons ce qu'on peut en dire. Il y a douze sources utilisées, dont dix marquent de 48 à 73°. Toutes sont salines, gazeuses et un peu alcalines. Dans la plus renommée, *le Sprudel,* sur un total de 5gr 45, Berzelius a trouvé 2.58 de sulfate de soude, 1.03 de chlorure de sodium, et 1.26 de carbonate de soude, etc. — « Ces eaux sont purgatives, diurétiques ; ce qu'elles ont de plus remarquable, d'après Carro, c'est leur vertu graduellement désobstruante...... On voit souvent des malades souffrant de constipations opiniâtres et dans les intestins desquels, surtout dans le côlon, se sont accumulés pendant longtemps des infarctus, que ces eaux détachent sous forme de matière noire verdâtre, gluante, semblable à de la poix fondue, et dont l'évacuation continue pendant plusieurs semaines, et toujours avec l'amélioration manifeste et durable du malade. On recommande aussi ces eaux dans les engorgements du foie, de la rate et des glandes mésentériques, dans la gravelle, enfin dans l'hypochondrie. » (Voir notre *Traité des Eaux*, p. 245.)

Comment remplacer ces trois stations allemandes ? La Commission de la Société d'hydrologie de Paris a regardé cette difficulté comme insoluble. Essayons de fournir quelques indications. — On peut citer d'abord *Chatelguyon*, près Riom (Puy-de-Dôme), qui possède sept sources, tempérées, 23 à 35°, plusieurs gazeuses, toutes salines mixtes. Dans la plus importante (la Vernière), M. Nivet, sur un total de 6gr 13, a trouvé 2.40

de chlorurre de sodium, 0.62 de chlorure de magnésium, 0.58 de sulfate de soude et 1.80 de bicarbonate de chaux. « Suivant M. Aguilhon, ces eaux possèdent, *au plus haut degré* et *plus qu'aucune autre eau minérale en France la propriété purgative*, etc .... — Prises en boissons, dans les mêmes cas que celles de Vichy, elles ont une action toute spéciale dans les affections.... connues sous le nom d'obstructions du foie, de la rate, des glandes mésentériques. Les affections chroniques de l'estomac et des intestins, les leucorrhées les engorgements scrofuleux ont pu être combattus avec succès. » (*Dict. des Eaux minér.*)

Miers (Est) est un diminutif de Chatelguyon. C'est une source froide, gazeuse, saline mixte sulfatée. Sur un total de 5gr 38, MM. Boullay et Henry ont trouvé 2.67 de sulfate de soude, 0.94 de sulfate de chaux, 0.75 de chlorure de magnésium, enfin 0.88 de carbonates et de silicates alcalins. On lit dans le *Dictionnaire des Eaux minérales* : « Cette eau passe pour laxative, effet qui s'explique très-bien ; on l'utilise contre les engorgements abdominaux, les hémorrhoïdes, les constipations. »

Ici doit se placer *Aulus* (Ariège), « dont un des effets ordinaires est une action purgative. » (Dr Bordes-Pagès.) Sur un total de 3gr61, M. O. Henry indique 1.01 de sulfate de soude, 1.40 de chaux, 0.75 de carbonate de soude et de magnésie. « L'effet laxatif de ces eaux est tellement ordinaire que les malades qui ne l'obtiennent pas, regardent leur cure comme manquée... — Quelquefois l'action purgative détermine de petites coliques ;... ces accidents se calment promptement ; souvent ils annoncent qu'il se prépare une évacuation de matières durcies, épaisses et visqueuses, qui embarrassent les voies intestinales et ont de la peine à se détacher... — Les premiers jours, les évacuations alvines sont ordinairement noirâtres et poisseuses ; elles ressemblent, disent les malades, à de la *bile cuite*. » (Docteur

Bordes-Pagès. *Notice sur les eaux d'Aulus*, 1872, 2e éd.). Je remarque qu'il y a dans ces trois stations françaises plus d'une analogie avec Karlsbad et ses congénères.— Ce n'est pas tout : en voici une autre que je puis signaler d'une manière particulière, bien qu'elle ne soit pas nommée par Patissier, Grandville, C. James, Ed. Lee, Durand-Fardel, etc.

Brides-la-Perrière, près Moutiers (Haute-Savoie), possède des eaux salines mixtes, gazeuses, thermales, 36°, dont *l'action purgative* paraît si bien établie que le docteur Laissus, dans son *Manuel du baigneur aux eaux de Brides* (2e éd., 1857), a inséré un chapitre intitulé : « *Nécessité de venir se purger à Brides* avant de se rendre dans tout autre établissement destiné à n'agir sur le baigneur que par l'usage externe. » On y lit : « *Les heureux effets purgatifs* dus à une source sans rivale remédieront à la vitalité anormale gastro-intestinale, etc. » En voici les indications : « L'inflammation chronique du foie, de la rate, du mésentère, les tumeurs biliaires, l'ictère cèdent très-bien à l'administration de ces eaux. Elles ont, de plus, la propriété particulière de faciliter l'expulsion des calculs biliaires. » (Docteur Savoyen). Sur 129 cas de gastrites chroniques, de dyspepsies, de constipations, le docteur Faucher de Covrey cite 81 guérisons et 37 améliorations (compte-rendu, 1846). La composition de ces eaux présente, comme leurs effets, bien des analogies avec Karlsbad et ses congénères : sur un total de 6gr 83, M. A. Abbene, de Turin, en 1857, a trouvé 2.45 de sulfate de soude, 2.05 de sulfate de chaux, 1.78 de chlorure de sodium, etc.

Aux sources connues qui précèdent, il faut ajouter la plupart des cinquante sources de *Bagnères-de-Bigorre* qui sont sulfatées, calciques et purgatives comme Brides, et les sources moins connues de Plan-de-Phazy (Hautes-Alpes), de Soulieux (Isère), les eaux de la Saltz (Aude,) etc. — En voilà assez, je pense, pour la démonstration que j'ai entreprise. On ne peut, ni on ne doit, dans les eaux, chercher des types identiques ; on n'a à trouver que des équivalents aussi rapprochés que possible : à ce titre, j'ose espérer qu'en groupant les sources que je viens d'étudier, sous un nouveau point de vue, comme succédanées de Karlsbad et de Marienbad, j'aurai ouvert à l'hydrologie française une voie féconde pour apprendre à se passer de ces stations allemandes.

§ III.

TROISIÈME CLASSE : *Eaux minérales sulfureuses.*

L'Allemagne est bien loin d'être aussi riche que la France en eaux sulfureuses : notre pays possède en ce genre des ressources incomparables, comme je vais le démontrer rapidement.

Premier ordre : Eaux sulfurées.

A. — Dans le groupe des sources *sulfurées sodiques*, on n'a guère à mentionner que *Meinberg*, à 16 kilomètres de Pyrmont (Allemagne), qui, sur trois sources froides, 7 à 12°, en a une sulfureuse; sur un total de 2gr 413, Brandes a trouvé 0.008 de sulfure de sodium, 0.021 d'hydrogène sulfuré, 1.03 de sulfate de chaux, 0.72 de sulfate de soude, etc. — Nos compatriotes, pour les remplacer, n'auront que l'embarras du choix parmi nos sources froides, comme Labasserre, et surtout nos sources thermales, comme les Eaux-Bonnes, Cauterets, Saint-Sauveur, Amélie, le Vernet, etc.

B. — Dans le groupe des eaux *sulfurées calciques*, on n'a à signaler que *Nenndorf* (Hesse), qui possède trois sources principales froides, 12°, un peu salines. Dans la *Trinkquelle*, Bunsen, sur un total de 2gr 636, note 0.068 de sulfure de calcium, 42cc 312 d'hydrogène sulfuré, 1.0 de sulfate de chaux, 0.85 de sulfate de soude et de magnésie, 0.419 de carbonate de chaux, etc. On vante ces eaux dans les affections catarrhales, la phthisie laryngée, les dermatoses, les rhumatismes, les paralysies, etc.

En France, on peut remplacer Nenndorf, soit par les sources froides d'Enghien, Pierrefonds, Cauvalat, Auzou, Salies, ou de Montbrun (Drôme), soit par la source thermale de la Caille.

Deuxième ordre : Eaux sulfhydriquées.

La station allemande la plus célèbre de cet ordre est celle de *Weilbach* (Nassau), dont la source unique est froide, 14°, gazeuse, alcaline. Sur un total de 1gr 154, Fresenius a trouvé 90cc 1 d'acide sulfhydrique, 0.56 de carbonate de chaux et de magnésie, 0.312 de carbonate de soude, 0.208 de chlorure sodique, et pas de sulfure. « On préconise cette eau contre le catarrhe chronique, la phthisie commençante : elle calme et fait tomber le pouls. Elle est sédative, et peut devenir débilitante, si on en continue longtemps l'usage ou qu'on en abuse. — Elle agit contre les congestions actives du poumon, la disposition aux hémorrhagies, enfin sur la circulation de la veine-porte, et réussit chez les sujets pléthoriques. » (Voir notre *Traité des Eaux*, p. 428.)

En France, nous avons *Allevard* (Isère), qui possède une source froide, 16° 9/10, gazeuse, saline et un peu alcaline. Sur un total de 2.240, Dupasquier, de Lyon, a trouvé 24cc 75 d'hydrogène sulfuré, 0.298 de sulfate de chaux, 0.305 de carbonate de chaux, 0.535 de sulfate de soude, 0.523 de sulfate de magnésie, 0.503 de chlorure de sodium, etc. Cette constitution chimique me semble plus heureuse que celle de Weilbach, à qui, d'ailleurs, ses effets thérapeutiques ne le cèdent en rien, quoiqu'elle soit moins riche en hydrogène sulfuré. « Ces eaux s'emploient dans le catarrhe, le rhumatisme chronique, les névralgies et les maladies de la peau. M. Niepce leur attribue une spécialité d'action dans les affections des voies respiratoires, comme la laryngite, le catarrhe pulmonaire, la phthisie commençante. — Il a noté sur l'appareil respiratoire et circulatoire les mêmes effets sédatifs que nous venons de faire connaître pour Weilbach, etc. » (Voir notre *Traité des Eaux*, p. 427).

Outre Allevard, je puis citer *Euzet* (Gard), *Cambo* (Basses-Pyrénées), *Bagnols* (Lozère), *Saint-Honoré* (Nièvre), enfin *Guillon* (Doubs), *Bilazay* (Deux-Sèvres), etc., qui peuvent concourir à la même médication sulfureuse.

Je puis encore, comme je l'ai fait pour Baden et Birmensdoff, signaler (en Suisse), *Schinznach* (Argovie), comme l'équivalent de Weilbach, par sa source thermale, 33°, gazeuse, saline, dégageant 63^{cc} 544 d'hydrogène sulfuré. Elle produit les mêmes effets curatifs.

Faisons remarquer que l'Allemagne n'a rien qu'elle puisse mettre en concurrence avec notre remarquable établissement d'Aix-les-Bains (Savoie).

Disons, en terminant ce chapitre, qu'on n'a à examiner aucune station allemande dans l'ordre des sources *sulfitées* ou *hyposulfitées*.

§ IV.

Quatrième classe : *Eaux minérales iodurées et bromurées.*

Jusqu'ici, nous avons vu que l'iode et le brome, quand il y en a, doivent, il est vrai, ajouter aux propriétés médicales des sources, mais qu'ils s'y trouvent en trop minime proportion pour revendiquer la majeure partie de leurs effets. Voici quelques types où ils jouent un rôle plus caractéristique :

Wildbad (Vurtemberg), possède plusieurs sources thermales, 33 à 38°, un peu gazeuses, salines, mais chimiquement peu connues jusqu'à l'analyse de Liébig, en 1858. Sur un total de 2gr408, il a trouvé 0lit 26 d'acide carbonique, 0gr 0157 d'iodure de magnésium, des traces de brome, 0.0045 de chlorhydrate d'ammoniaque, 1.918 de chlorure sodique et 0.002 d'oxyde de fer : c'est donc une eau bromo-iodurée, ammoniacale, faiblement saline. « On la préconise dans les dermatoses (dartres, teigne, herpès), le rhumatisme chronique, la goutte, et surtout les scrofules ;.... M. Schott s'en loue dans la blépharite lente, le coryza chronique, la surdité avec otorrhée, etc...., qu'on rencontre chez les sujets lymphatiques et scrofuleux. » (Voir notre *Traité des Eaux*, p. 561.)

A *Krahkenheil* (Bavière), il y a quatre sources froides, 8 à 9°, dont deux surtout à peu près identiques (Bernard et Saint-Georges) s'emploient *intus et extra*. Dans la source *Bernard*, sur un total de 0gr 656, Fresenius note 0,0013 d'iodure de sodium, des traces de bromure, 0,272 de bicarbonate de soude et 0,241 de chlorure sodique. « On recommande cette eau dans les diverses formes de scrofules, le goître, les tumeurs gommeuses, les accidents consécutifs à la syphilis et à l'abus des mercuriaux, les engorgements du foie et de la rate, le catarrhe pulmonaire, etc. » (Voir notre *Traité des Eaux min.*, p. 568-584, etc.)

Heilbrunn (Bavière) a une source froide 10° (*Adelheidsquelle*), gazeuse (13cc 18 d'acide carbonique), saline et sulfureuse, notablement bromo-iodurée. Sur un total de 4gr937, Pettenkofer a trouvé 6cc 54 d'hydrogène sulfuré, 8cc 02 d'hydrogène carboné, 0gr 0381 de bromure de sodium, 0,0222 d'iodure de sodium, 4,722 de chlorure sodique, et 0,767 de carbonate de soude, avec 0,07 de fer carbonaté. On emploie ces eaux dans les maladies scrofuleuses, les tumeurs ganglionnaires, les accidents tertiaires de la syphilis, l'obésité, le goître, etc.

Nous pouvons faire figurer plusieurs sources françaises

en regard des trois importantes stations allemandes qu'il s'agit de remplacer :

Gréoulx (Basses-Alpes) a deux sources thermales (l'ancienne 38°, la nouvelle 23°), sulfureuses, salines. Dans l'ancienne, M. Grange, sur un total de 2gr 629, a trouvé 0,064 d'iodure et de bromure de sodium, 0lit 00157 d'hydrogène sulfuré et 0,050 de sulfure de calcium, contre 1,541 de chlorure sodique et 0,33 d'alcalins, etc. « Si ces proportions sont constantes, c'est une eau bromo-iodurée très-riche : Je calcule qu'un bain de 200 litres contient 12gr 80 d'iodure et de bromure et 10gr de sulfure calcique. — On recommande ces eaux contre les engorgements glandulaires et articulaires, le lymphatisme, les scrofules, les caries, les ulcères atoniques, le rachitisme, la syphilis ancienne, l'exostose, les dermatoses, comme dartres, eczéma, herpès, lichen ; le catarrhe pulmonaire, certaines phthisies. Leurs qualités thermales, à la fois salines et sulfureuses, les rendent efficaces dans le rhumatisme, les névropathies, certaines paralysies, etc. » (Voir notre *Traité des Eaux min.*, p. 571.)

Challes (Savoie), à 5 kilomètres de Chambéry, a une source froide, 12°, iodurée et bromurée, fortement sulfureuse et passablement alcaline. J'ai trouvé, sur les lieux, 180° au sulfhydromètre : c'est le plus haut degré de sulfuration que je connaisse. (Voir notre *Traité.*) En 1845, après un nouveau captage, M. Bonjean a obtenu 0,1925 de bromure de sodium, et 0,0138 d'iodure de potassium, et M. Calloud 0,559 de sulfure sodique, ce qui correspond aux 180° que j'ai trouvés au sulfhydromètre. « On ne peut disconvenir que ces eaux sulfureuses, alcalines, chlorurées et considérablement iodurées et bromurées ne présentent une *minéralisation privilégiée.* » (*Dictionn. des Eaux min.*) « On les préconise (et nous en avons nous même retiré de bons effets) dans les scrofules, le goître, les dermatoses comme la gale, les dartres, la teigne; dans les ulcères psoriques ou scrofuleux, les accidents mercuriels, la syphilis larvée, les accidents tertiaires, le scorbut, la carie, l'ozène, l'ophthalmie scrofuleuse chronique, le catarrhe pulmonaire, certaines phthisies, la leucorrhée, etc. » (Voir notre *Traité des Eaux*, p. 566.)

Marlioz, près d'Aix (Savoie), est un diminutif de Challes; l'eau (*Esculape*) est froide, 14°, peu gazeuse, légèrement alcaline, faiblement bromo-iodurée et fortement sulfureuse: je lui ai trouvé, sur les lieux, jusqu'à 30° au sulfhydromètre. M. Bonjean, sur un total de $0^{gr}429$, signale $6^{cc}70$ d'hydrogène sulfuré, $0^{gr}067$ de sulfure de sodium, 0,244 d'alcalins, un peu de fer et de manganèse. Le dosage de l'iode et du brome a été exécuté exprès pour notre *Traité des Eaux*, par MM. O. Henry fils et Bonjean, qui ont trouvé 0,0001944 d'iode et 0,000515 de brome. Quoique moins actives que les eaux de Challes, celles de Marlioz s'emploient contre les mêmes états morbides. C'est surtout en inhalation qu'on les utilise contre le catarrhe chronique et la phthisie au premier et au deuxième degrés. (Voir *Dict. des Eaux*.)

Bondonneau, près de Montélimart (Drôme), est un autre diminutif de Challes. L'eau est froide, 15°, gazeuse, alcaline et sulfureuse. M. O. Henry y signale: hydrogène sulfure, 2/3 vol. d'acide carbonique, et sur un total de $0^{gr}607$, il a trouvé 0,003 d'iodure et de bromure alcalins, un principe arsénical, 0,524 d'éléments alcalins et silicatés, et 0,002 de fer et de manganèse. MM. Grasset, Espanet et Perret s'accordent à citer des guérisons de scrofules, de goitro, de tumeurs blanches, de laryngite chronique, de catarrhe, de certaines phthisies, de diathèse arthritique, d'ulcères, de syphilis tertiaire, etc.

Nous devons mentionner encore *Gazost* (Hautes-Alpes), possédant quatre sources froides, 12 à 13°, sulfureuses, légèment alcalines et ammoniacales, notablement bromo-iodurées (0gr 0101 d'iodure et de bromure alcalins, sur un total de 0,5757); et *Coise* (Savoie), dont la source est froide, 12°, gazeuse, alcaline, ammoniacale et notablement bromo-iodurée, non sulfureuse (0gr 0077 d'iodure de magnésium et 0,0015 de bromure de magnésium, sur un total de 1gr 0122), etc.

En résumé, on voit que la France peut ici disposer de grandes ressources, qui permettent de satisfaire à toutes les exigences de la pratique médicale.

§ V.

Cinquième classe : *Eaux minérales ferrugineuses.*

Les sources ferrugineuses sont nombreuses en Allemagne comme en France. Il nous suffira de choisir dans chaque ordre quelques types principaux pour les comparer.

1er ordre : Sources ferrugineuses carbonatées et crénatées.

Les sources allemandes les plus célèbres de cet ordre sont *Schwalbach* (Nassau), *Griesbach* (duché de Bade), *Driburg* (Westphalie, Prusse), *Pyrmont* (principauté de Waldeck), etc. En décrivant la première, nous ferons du même coup connaître toutes les autres, quant à leurs propriétés thérapeutiques.

Schwalbach, à 4 kilomètres d'Ems et 12 de Wiesbaden, possède quatre sources ferrugineuses, froides, 9 à 10°, alcalines et gazeuses. Dans la plus ferrugineuse, le *Stahlbrunnen*, Fresenius indique 1lit 919 d'acide carbonique, et, sur un total de 0gr 606, il a trouvé 0,083 de bicarbonate de fer et 0,018 de bicarbonate manganeux, avec peu de sulfates et de chlorhydrates, mais 0,433 de bicarbonate de chaux et de magnésie. « Ces quatre sources sont très-ferrugineuses et fort actives : il faut les administrer avec réserve. Ces eaux sont bien supportées par l'estomac. Elles conviennent dans la chlorose, l'asthénie, l'énervation, l'épuisement. Elles ont eu beaucoup de vogue contre la stérilité. » (Voir notre *Traité des Eaux*, p. 497.)

Je vais montrer que l'hydrologie française réunit, dans ses cadres, en fait d'eaux ferrugineuses, tous les types et tous les degrés qu'on peut désirer.

Bussang (Vosges) a une source ferrugineuse, froide, 13°, alcaline, gazeuse (acide carbonique 0^lit 41). Sur un total de 1gr 486 il y a 0,017 de carbonate de fer, 0,078 de crénate de fer, manganèse et trace de chlorure, avec 0,789 de carbonate de soude, 0,49 de carbonate de chaux et de magnésie, etc. « Ces eaux sont spécialement utiles aux sujets dyspeptiques, gastralgiques ou chlorotiques, qui ne tolèrent pas les préparations ferrugineuses. » (*Dict. des Eaux.*) « Elles conviennent dans l'appauvrissement du sang, l'atonie digestive, les engorgements viscéraux, et, en raison de leurs alcalins (1gr 27), dans la gravelle. » (Voir notre *Traité des Eaux*, p. 473.)

Orezza (Corse) compte plusieurs sources, dont la principale (*Sorgente Sottana*) est ferrugineuse, froide, 15°, alcaline et gazeuse (acide carbonique 1^lit 24). Sur un total de 0,843, il y a 0,128 de carbonate de fer, avec des traces de manganèse et de cobalt et 0,676 de carbonates de chaux et de magnésie. « Ces eaux sont très-actives : elles sont gazeuses, suffisamment alcalines, et contiennent plus de fer que Pyrmont, Griesbach et même Schwalbach. » (Voir notre *Traité*, p. 499.)

Ici vient se placer *Forges* (Seine-Inférieure) « dont la réputation contre la stérilité et la chlorose remonte au séjour célèbre qu'y fit Anne d'Autriche, en 1633, avec Louis XIII, et à la naissance de Louis XIV. » (*Dict. des Eaux.*) Forges possède trois sources ferrugineuses, froides, 7 à 8°, un peu gazeuses, et diversement minéralisées, ce qui permet de graduer le traitement : la *Cardinale* a 0,098 de fer crénaté, la *Royale* 0,067 et la *Reinette* 0,022.

Provins (Seine-et-Marne) a plusieurs sources, dont la principale, *Sainte-Croix*, est froide, fortement ferro-manganique, et peu gazeuse. Vauquelin et Thénard y ont trouvé 0,076 d'oxyde de fer et 0,017 de manganèse, avec 0,574 d'alcalins, sur un total de 0,735.

Je dois encore citer, sans entrer dans les détails, *Oriol* (Isère) dont les deux sources contiennent 0,046 (O. Henry) à 0,095 (Leroy et Gueymard) de fer carbonaté et crénaté, avec des traces de manganèse ; — *Lamalou* (Hérault), qui offre 0,022 de fer carbonaté et crénaté et 0,006 de manganèse ; — *Bagnères-de-Bigorre* (Hautes-Pyrénées), dont la plupart des sources sont ferrugineuses, 0,07 à 0,08 et 0,09 ; — *Saint-Denis-lès-Blois* (Loir-et-Cher), où la source de *Renaulme* donne 0,057 de carbonate et de crénate de fer ; — *Vittel* (Vosges), dont la source des *Demoiselles* a 0,041 de bicarbonate de fer, avec crénate et manganèse ; — enfin, *Saint-Christophe* en Brionnois (Saône-et-Loire), où l'on trouve 0,07 de carbonate et de crénate de fer, avec des traces de manganèse. Comme l'eau est peu gazeuse, on a eu l'excellente idée de la gazéifier, en y introduisant un excès d'acide carbonique. Cette pratique heureuse, qui sert à la conservation et à la digestion de l'eau, améliorerait beaucoup celles de Provins, de Forges, même de Bussang, et surtout de Saint-Denis, de Vittel, etc.

2e *ordre : Sources ferrugineuses sulfatées.*

Ce second ordre est moins nombreux et moins important que le premier ; à l'étranger, nous n'avons guère à enregistrer que *Muskau* (Prusse, Silésie), « où la dose des sels de fer est telle qu'elle ne permet pas d'en étendre l'usage à tous les cas. » *(Dict. des Eaux.)* En effet: 1° pour *Hermannsbrunnenn*, je remarque que, sur 1gr032, il y a 0,183 de sulfate ferreux, 0,006 de sulfate manganeux et 0,160 de carbonate ferreux, soit 0,349 de ferrugineux, avec des traces seulement d'acide carbonique ; et 2° pour *Badequelle*, sur 3gr938, il y a 0,722 de sulfate ferreux, 0,020 de sulfate manganeux et 0,360 de carbonate ferreux, soit 1gr102 de ferrugineux. Une pareille composition chimique ne peut que rendre ces eaux indigestes et peu tolérables, surtout la seconde.

En France, nous pourrons à volonté remplacer toutes les sources étrangères de cet ordre : 1° soit par des sources françaises faibles, comme Durtal, Domeray, Passy ; 2° ou de force moyenne, comme Auteuil, Bagazzano, Angers, la fontaine Lévy de Celles; 3° soit enfin par les plus fortes, comme Cransac, (Voir notre *Traité des Eaux*), Le Crol (*Dict. des Eaux*), etc.

3e ordre : *Eaux ferrugineuses chlorhydratées.*

Cet ordre, si important parmi les eaux salines, n'est ici mentionné que pour mémoire.

4e ordre : *Eaux ferrugineuses phosphatées.*

On n'a vu jusqu'ici aucune section formée de sources phosphatées ; ce n'est pas que les phosphates aient toujours fait défaut ; c'est seulement qu'ils se sont toujours rencontrés en proportion insignifiante. Il n'en est plus de même pour les eaux ferrugineuses : aujourd'hui que le phosphate de fer et le phosphate de chaux sont en grande faveur dans la pratique médicale, c'est parmi ces stations à qui pourra s'intituler *phosphatée* : dans plus d'un prospectus on étale complaisamment cette belle épithète ; mais, vérification faite, c'est une usurpation de titre, et il en reste peu à qui il appartienne légitimement.

A l'étranger, on cite *Kockel* (Allemagne), dont l'eau, qu'a fait jaillir le forage d'un puits, est froide, 14°, alcaline. Sur un total de 1gr251, elle a 0,05 de phosphate de fer et manganèse, 0,056 d'acides crénique et ulmique et de matières organiques, 0,85 de bicarbonate de soude, etc. (*Dictionnaire de chimie*, 1848.)

On a découvert à *Karlsbad* (Bohême) une source où le fer est à l'état de phosphate, suivant le chimiste Göttl. On a commencé à en faire usage pour la chlorose, l'anémie et la dysménorrhée. (Voir notre *Traité des Eaux*, p. 245.)

En France, nous avons à *Luxeuil* (Haute-Saône) une source froide, 12°, devenue plus abondante et plus martiale depuis le captage de 1847. Sur un total de 0gr444, Braconnot a trouvé 0,027 de phosphate de fer, 0,022 de manganèse, etc.

Un fait, alors nouveau en thérapeutique, sur lequel j'ai appelé l'attention, d'abord en 1849, puis en 1852 (1), c'est que l'adjonction du manganèse au fer ajoute beaucoup aux vertus curatives des martiaux, qu'elle rend, en outre, plus facilement tolérables. MM. Chapelain, Revillout, Delaporte, Billout, Martin-Lauzer, etc., se sont accordés à constater le fait à la source ferro-manganique de Luxeuil; et il est aujourd'hui reconnu qu'en général les sources ferrugineuses qui sont les plus actives, qui se tolèrent le plus aisément et qui se transportent et se conservent le mieux, sont celles qui sont manganifèrées. Frappés de cette conquête de la science, à laquelle je suis heureux d'avoir coopéré, les auteurs du *Dictionnaire des Eaux minérales* ont cru devoir proposer une division spé-

(1) *De l'emploi thérapeutique du manganèse, soit comme adjuvant, soit comme succédané du fer.* (Voir GAZETTE MÉDICALE DE PARIS, 1849, n° 38; et GAZETTE MÉDICALE DE MILAN, 1849.)

Nouvelles recherches sur l'emploi thérapeutique du manganèse comme adjuvant du fer. (BULLETIN DE THÉRAPEUTIQUE, mars, 1852; — 2e édit., Lyon, 1853, in-8, — 3e édit., Paris, 1867, in-8.)

ciale pour les eaux ferrugineuses *manganésiennes*. (Article : *Classification.)*

J'arrête ici ce parallèle : Je n'ai pas nommé, et je ne devais pas énumérer toutes les eaux minérales ; mais tous les types principaux ont été étudiés (1); quant aux autres, il sera toujours facile d'arriver à une solution appropriée, à l'aide de la méthode que j'ai suivie. (Voir les *tableaux* de notre *Traité des Eaux min.*)

Si maintenant nous renversions la question, nous pourrions mettre nos adversaires dans un embarras inextricable : car ce serait poser un problème insoluble que de leur demander des équivalents de certaines stations, comme Vichy, Challes, Salies-de-Béarn, etc., pour la France, ou Louesche pour la Suisse, etc. — Nous avons trouvé et fait connaître des équivalents pour les sources étrangères les plus importantes : on n'en trouverait pas toujours pour les nôtres. Je serais dédommagé des peines et des laborieuses recherches que m'a coûtées ce travail, si j'ai réussi à atteindre le but d'utilité que je me proposais : que pourrais-je ambitionner de plus, s'il m'était permis de dire qu'en ceci j'ai servi la science, servi la pratique de notre art, et rempli un devoir de patriotisme ?

(1) Voir pour plus de détails nos *Nouveaux mélanges de chirurgie, de médecine et d'hydrologie médicale*, un vol. in-8°, 1873.

www.ingramcontent.com/pod-product-compliance
Ingram Content Group UK Ltd.
Pitfield, Milton Keynes, MK11 3LW, UK
UKHW020542230726
13925UKWH00006B/2419

9 782014 061574